글 생각연필

생각연필은 동화를 쓰고 있는 작가들이 모여
아이들에게 좋은 책을 선물하기 위해 노력하고 있어요.
출간도서로는 언제나 조심조심, 내 친구, 새 가방, 깨끗이 더 깨끗이, 배가 아파요,
여우와 두루미...등 다수의 작품들이 있습니다.

그림 조양호

대학에서 미술을 공부했어요.
아이들을 위한 동화그림을 그리면서 세상과 이야기하는 그림 작가 입니다.
그린 책으로는 오일장 나들이, 꽉돌이의 안전여행, 폴짝폴짝 개구리 등이 있습니다.

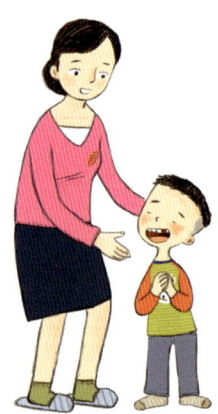

펴낸곳 도서출판대원 | **펴낸이** 김원호 | **출판등록** 제2010-0006호
전자우편 ddorae59@naver.com | **홈페이지** www.daewon-book.com | **문의전화** 070-7743-6999

이 책은 저작권법에 따라 보호를 받는 저작물이므로 무단전재와 무단복제를 금합니다.
잘못된 책은 바꾸어 드립니다.

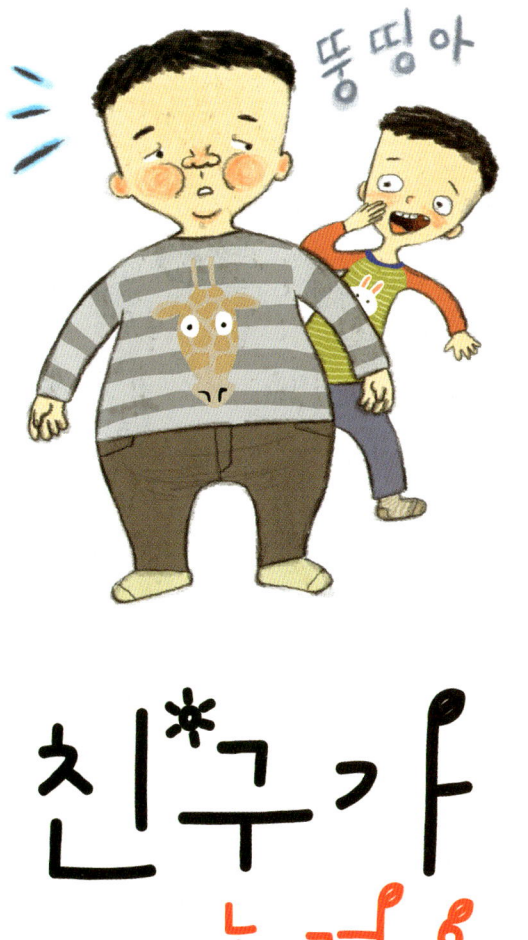

뚱땡아

친*구가
놀려요.

글 생각연필 / 그림 조양호외

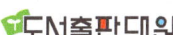

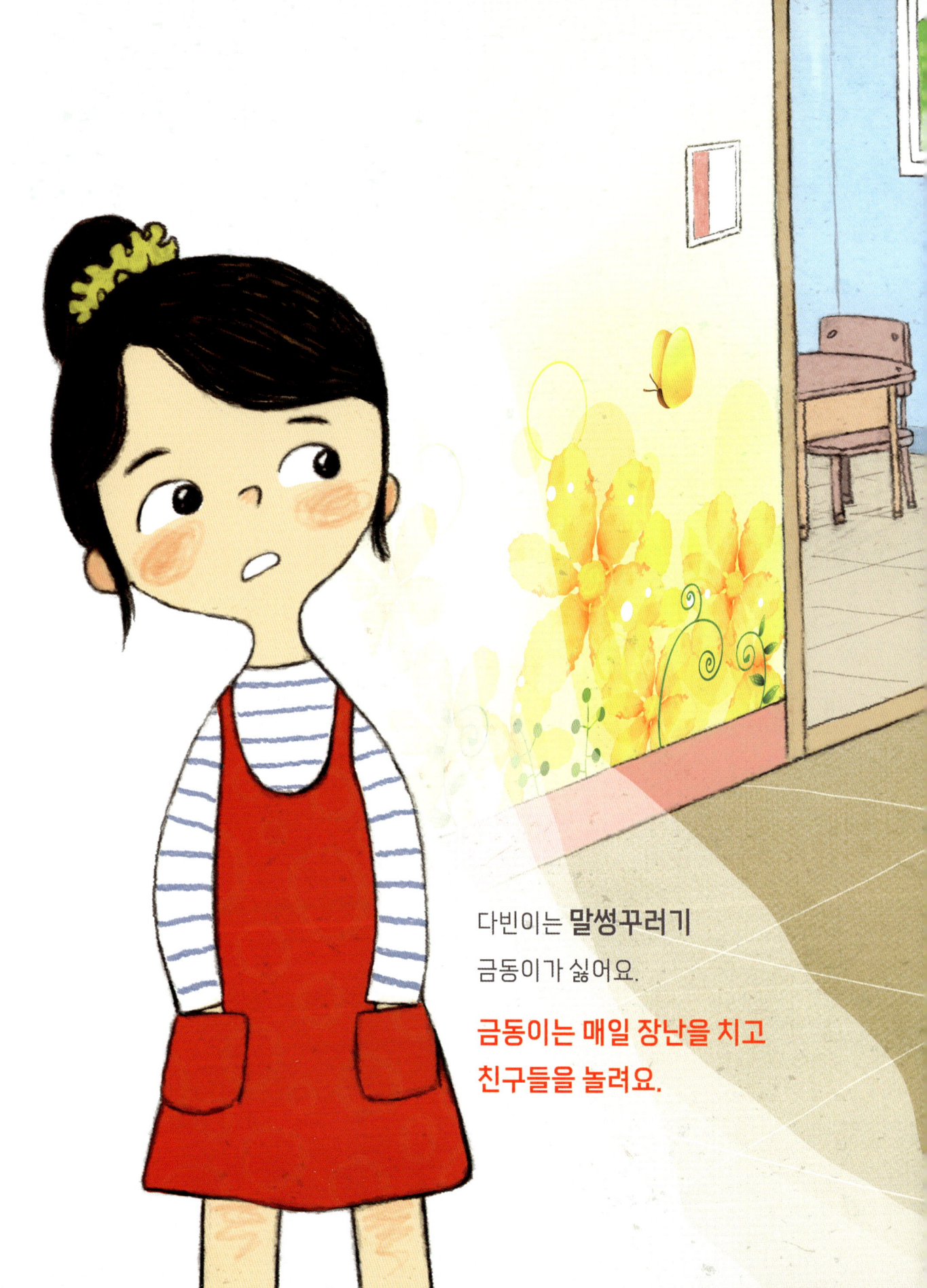

다빈이는 **말썽꾸러기** 금동이가 싫어요.

금동이는 매일 장난을 치고 친구들을 놀려요.

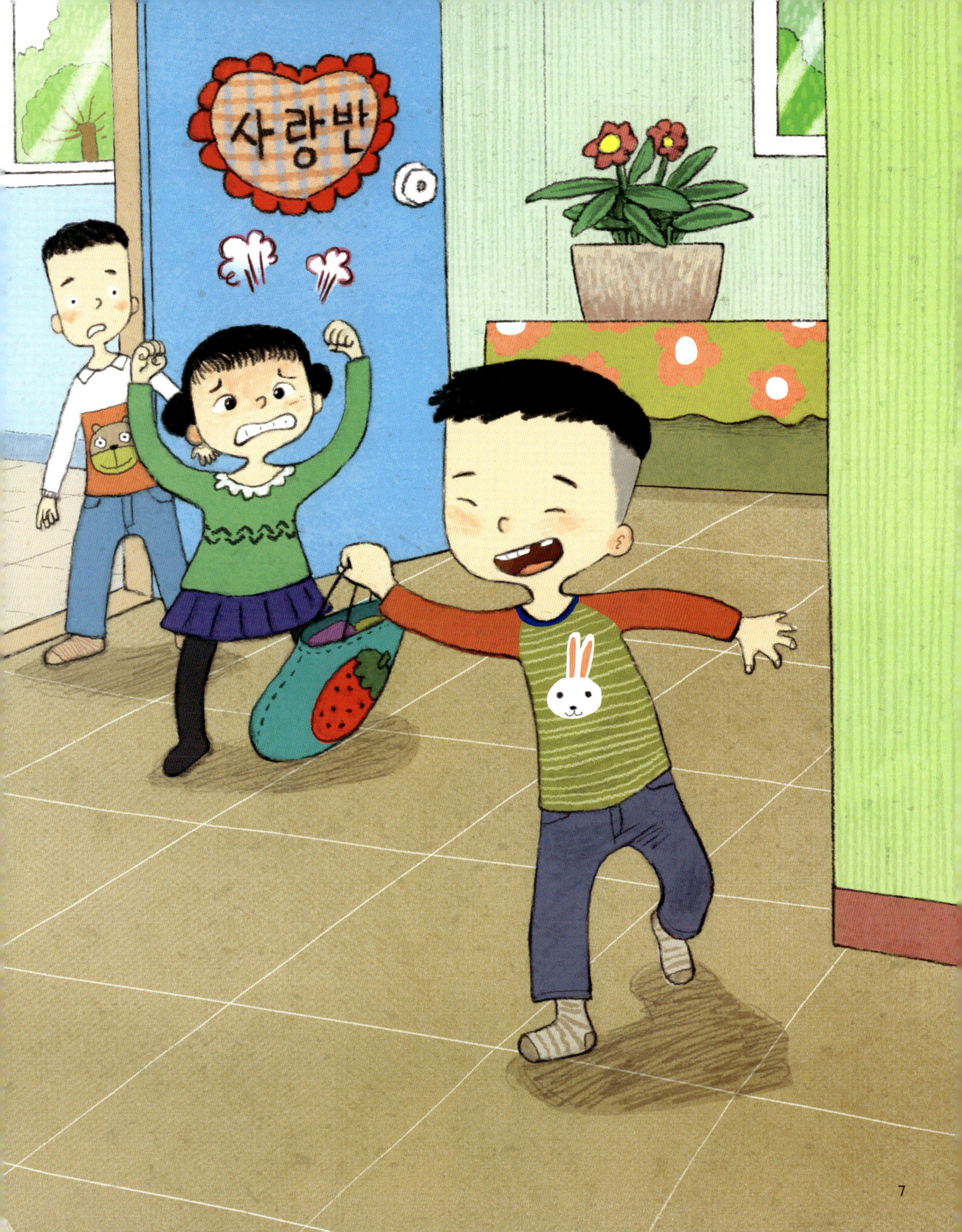

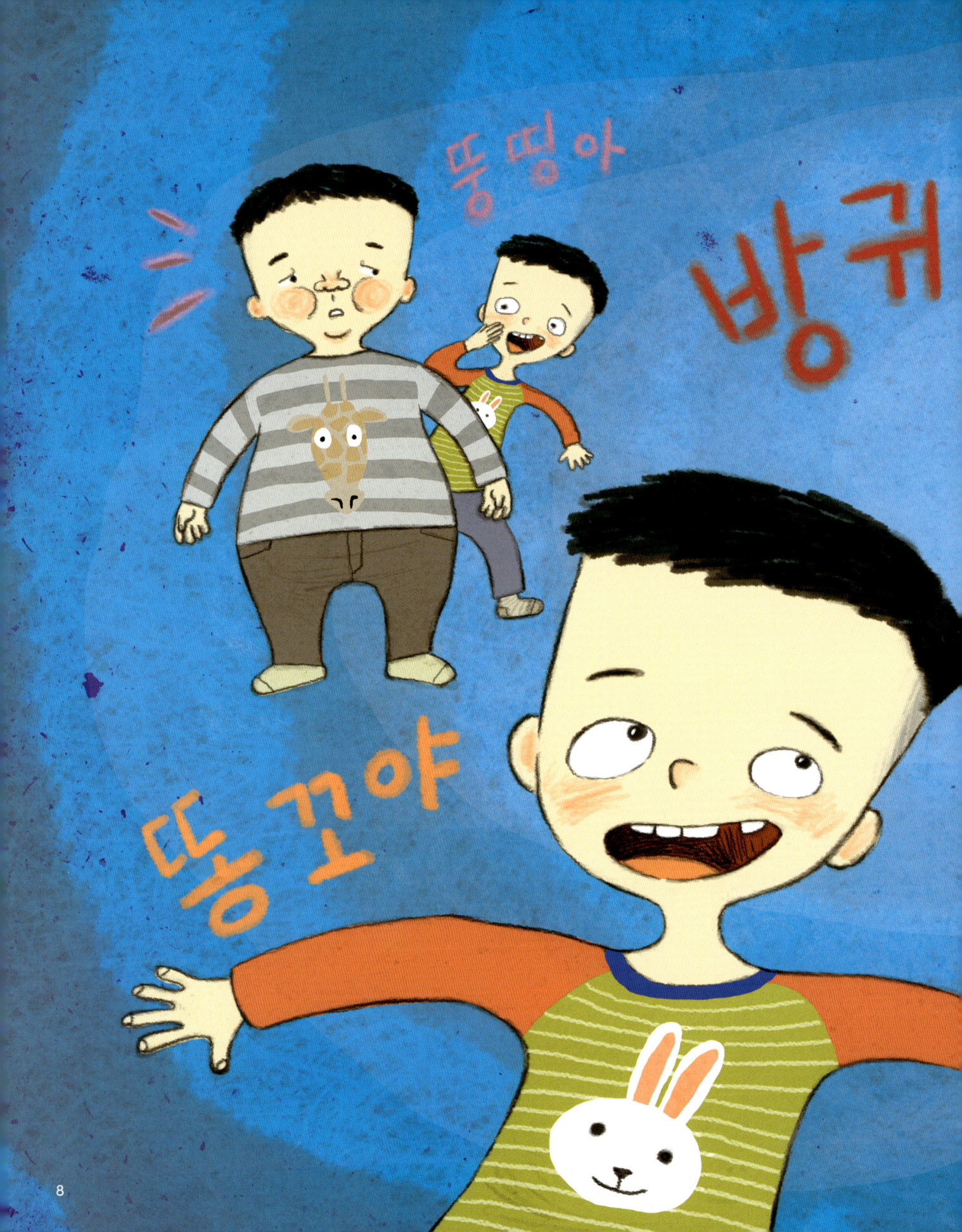

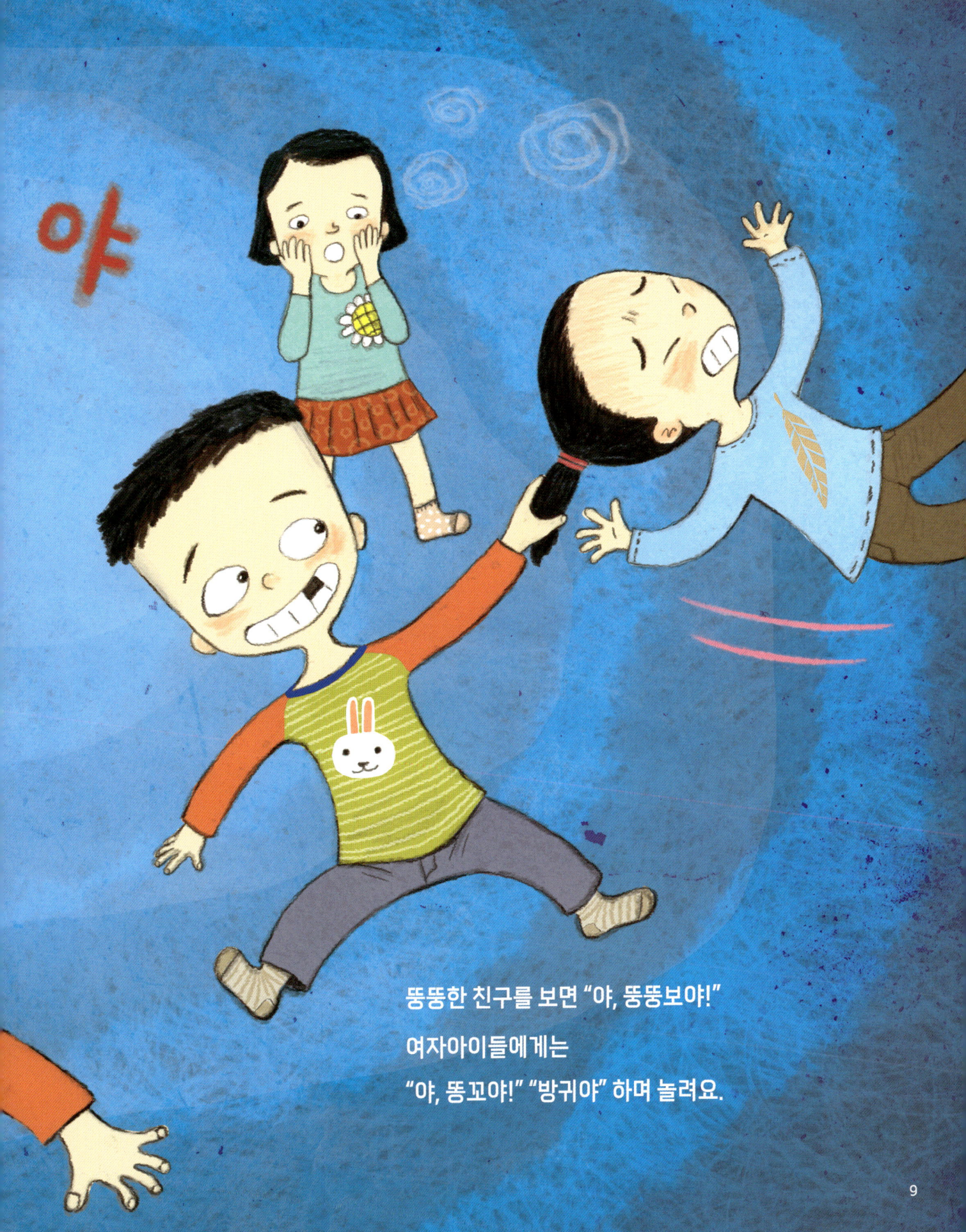

뚱뚱한 친구를 보면 "야, 뚱뚱보야!"
여자아이들에게는
"야, 똥꼬야!" "방귀야" 하며 놀려요.

화장실에서 친구들이 차례를 기다리며
줄을 서 있을 때에도
금동이는 급하다며 맨 앞으로 가요.

질서를 지키는
착한 어린이

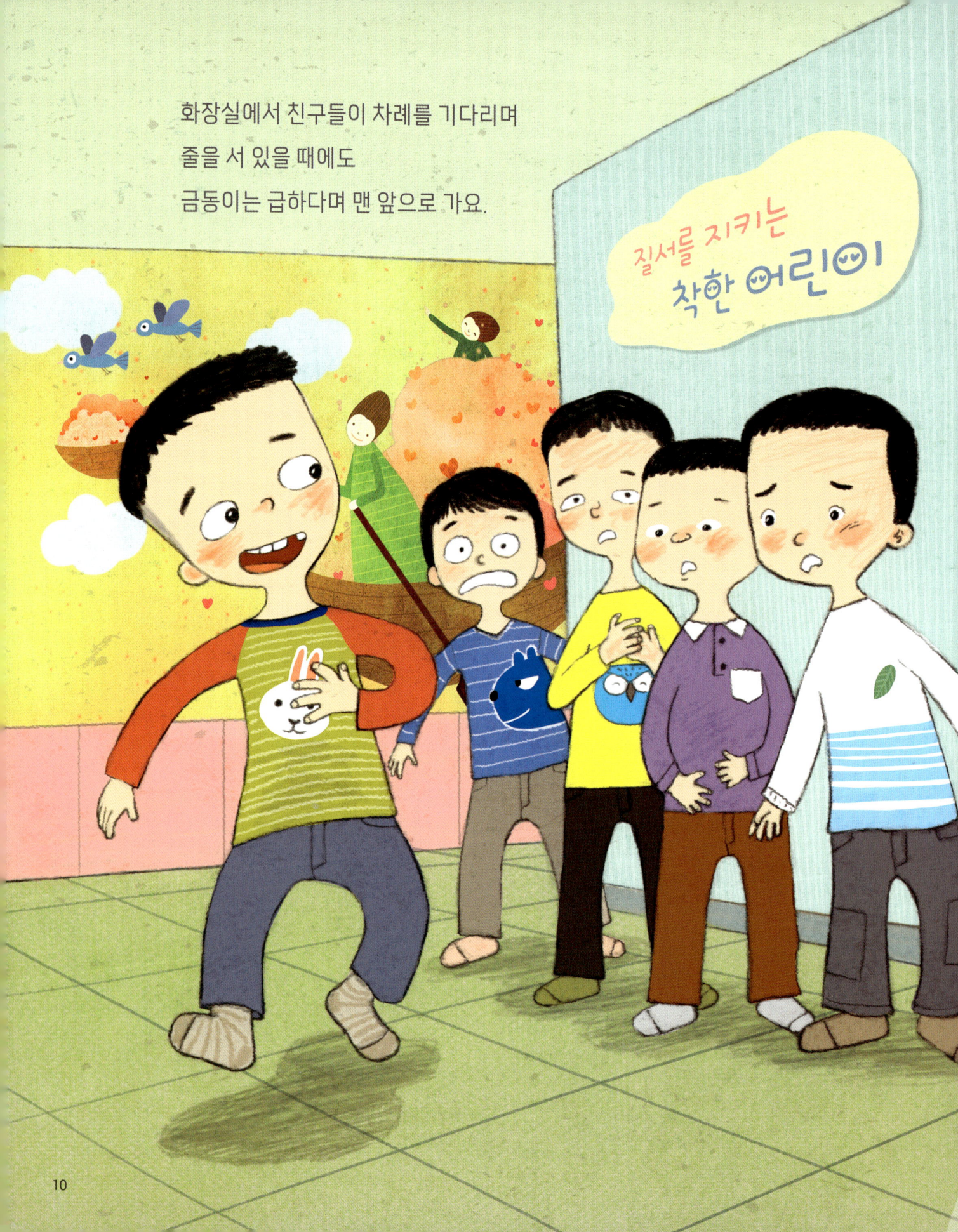

금동이는 화장실에서도 장난을 치며
변기를 더럽혀요.
친구들은 장난꾸러기 금동이를 싫어해요.

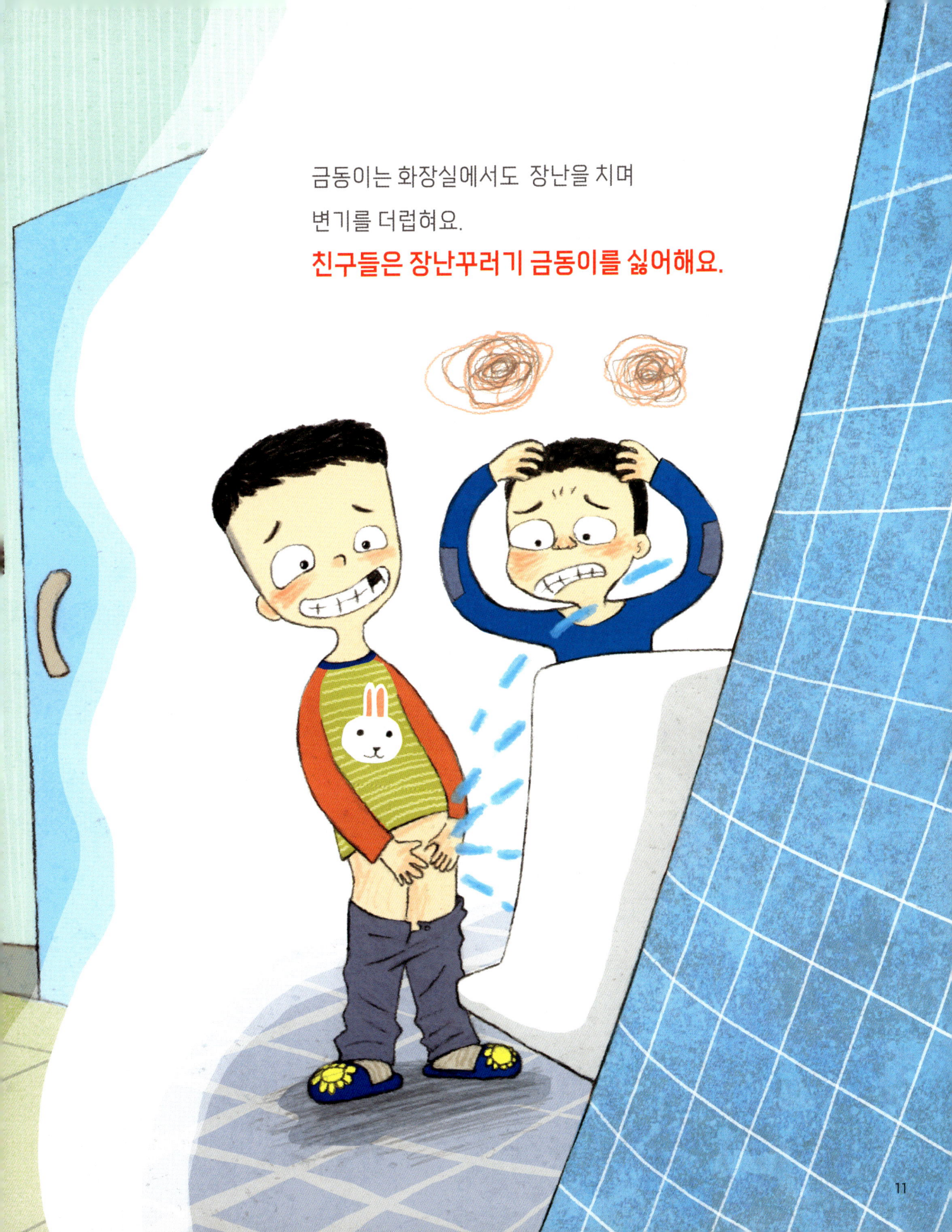

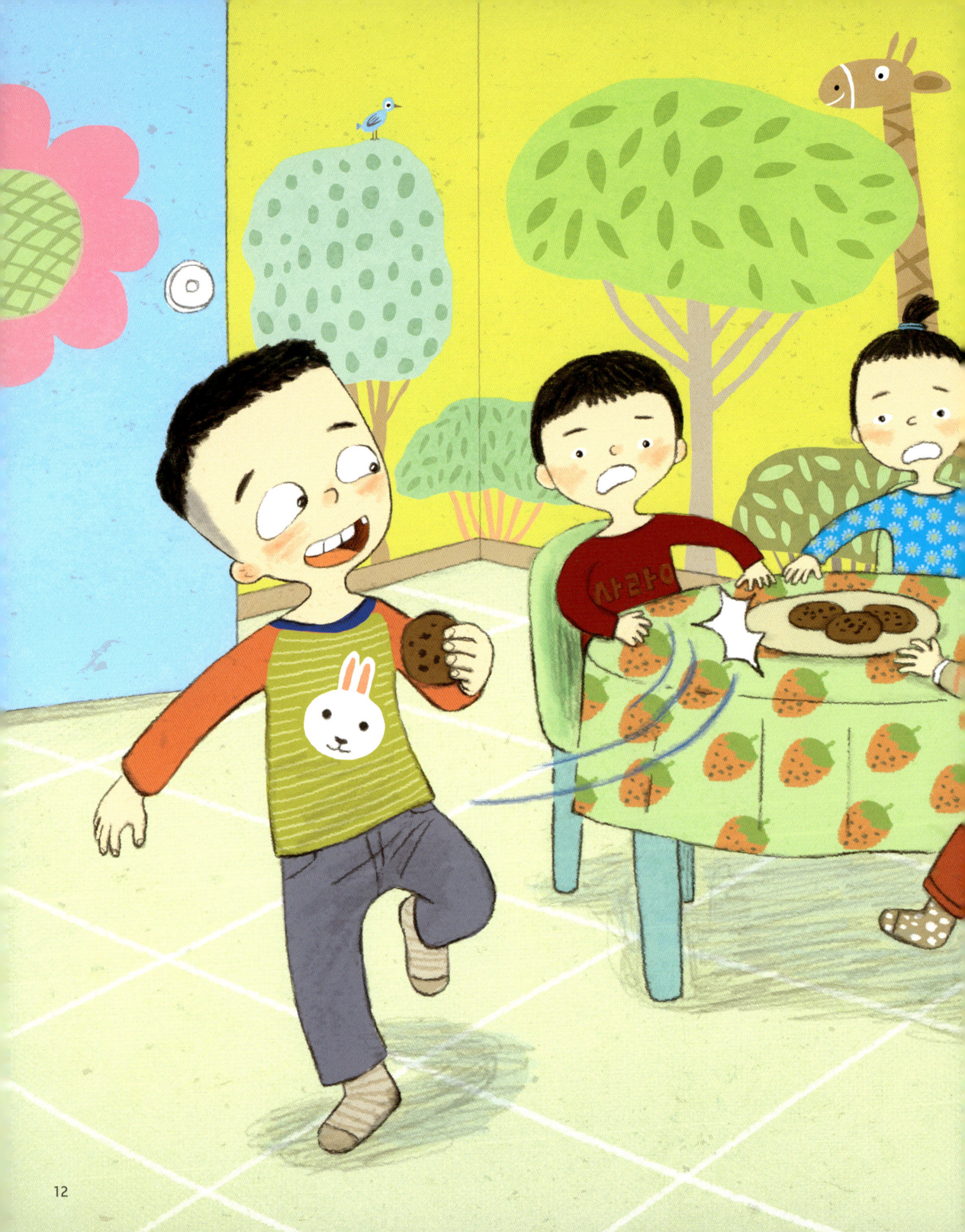

친구들이 놀아주지 않아서 심심해진 금동이는
심술을 부려요.
친구들이 사이좋게 간식을 먹고 있으면
재빨리 집어가요.

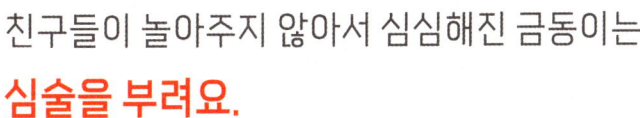

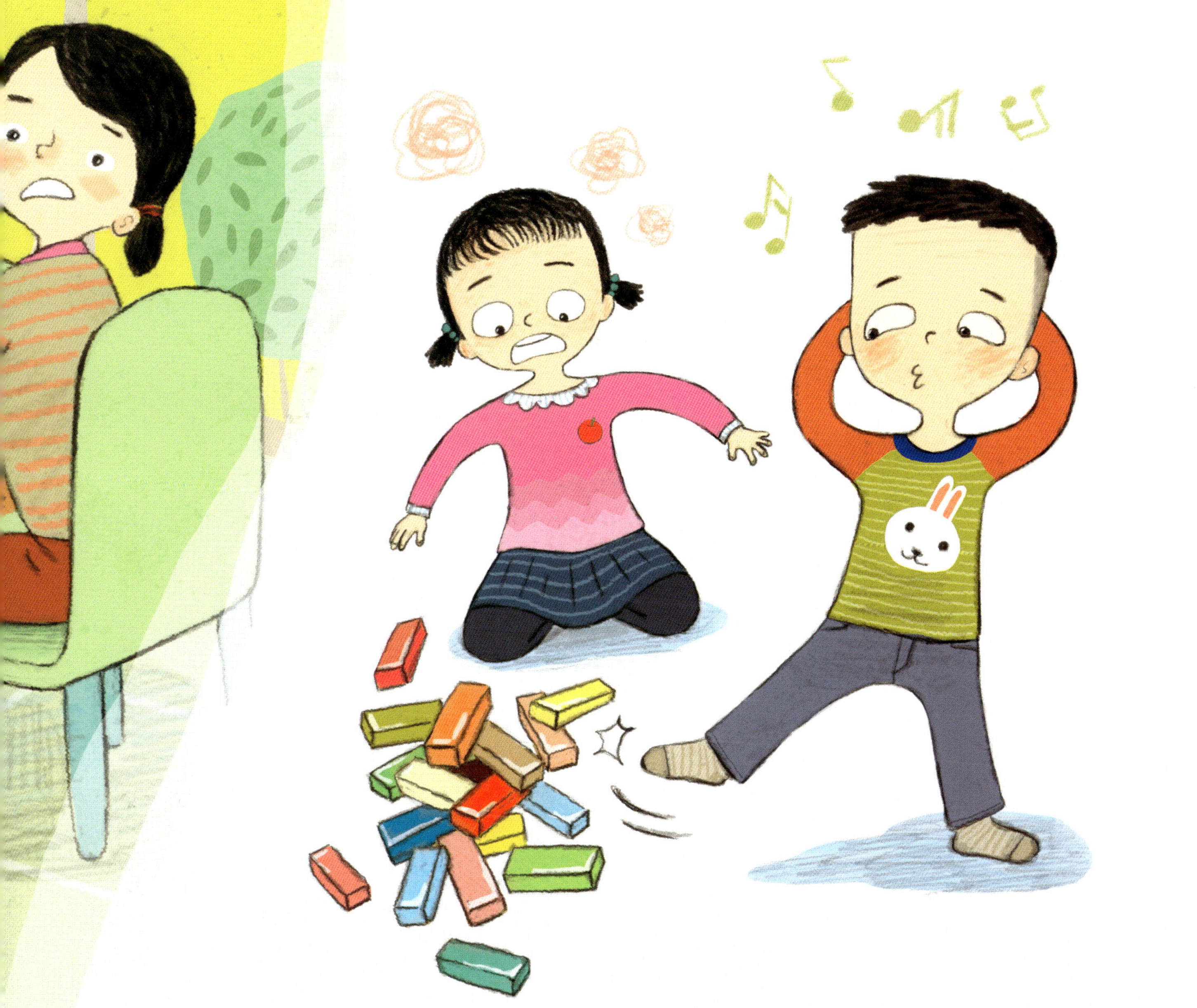

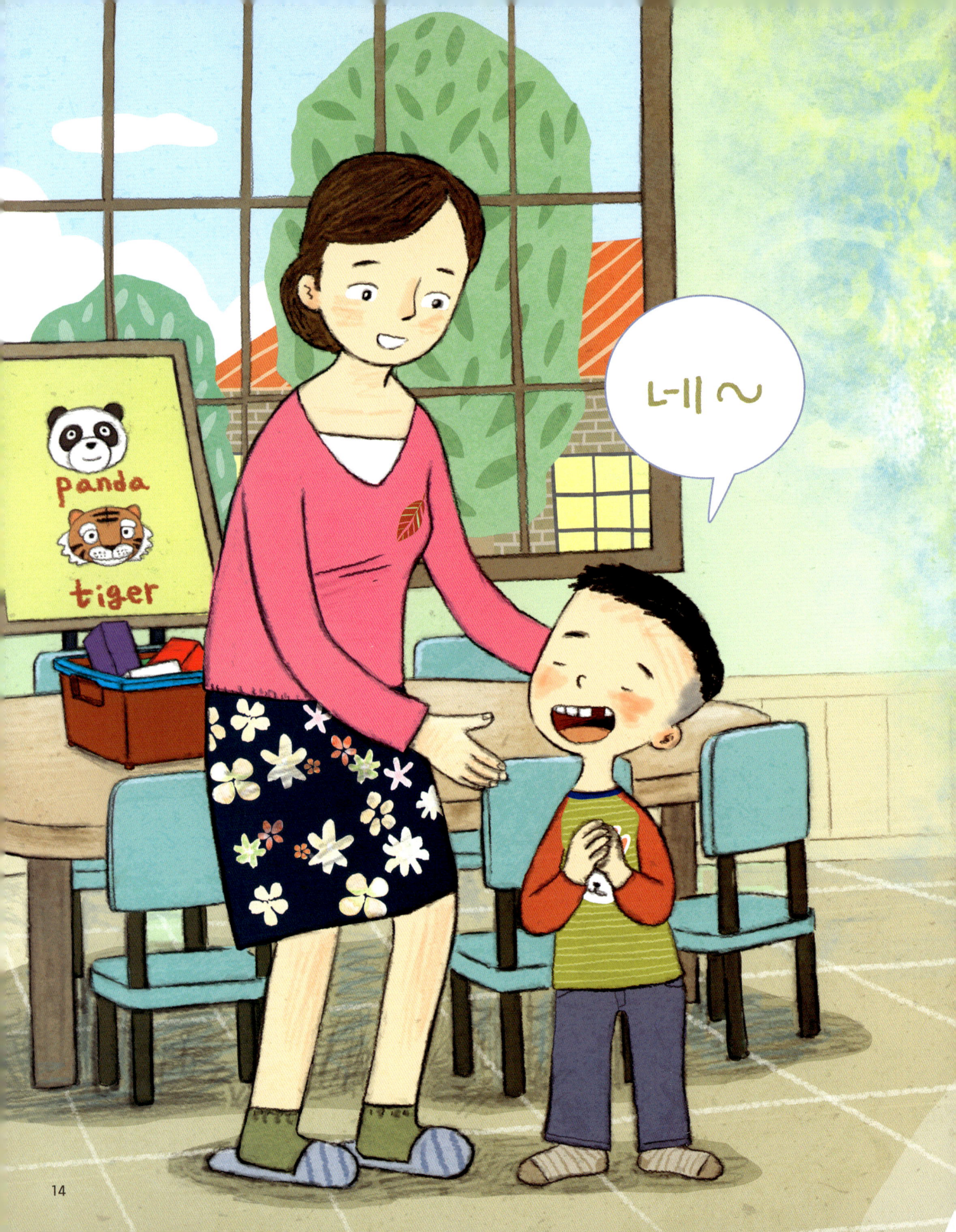

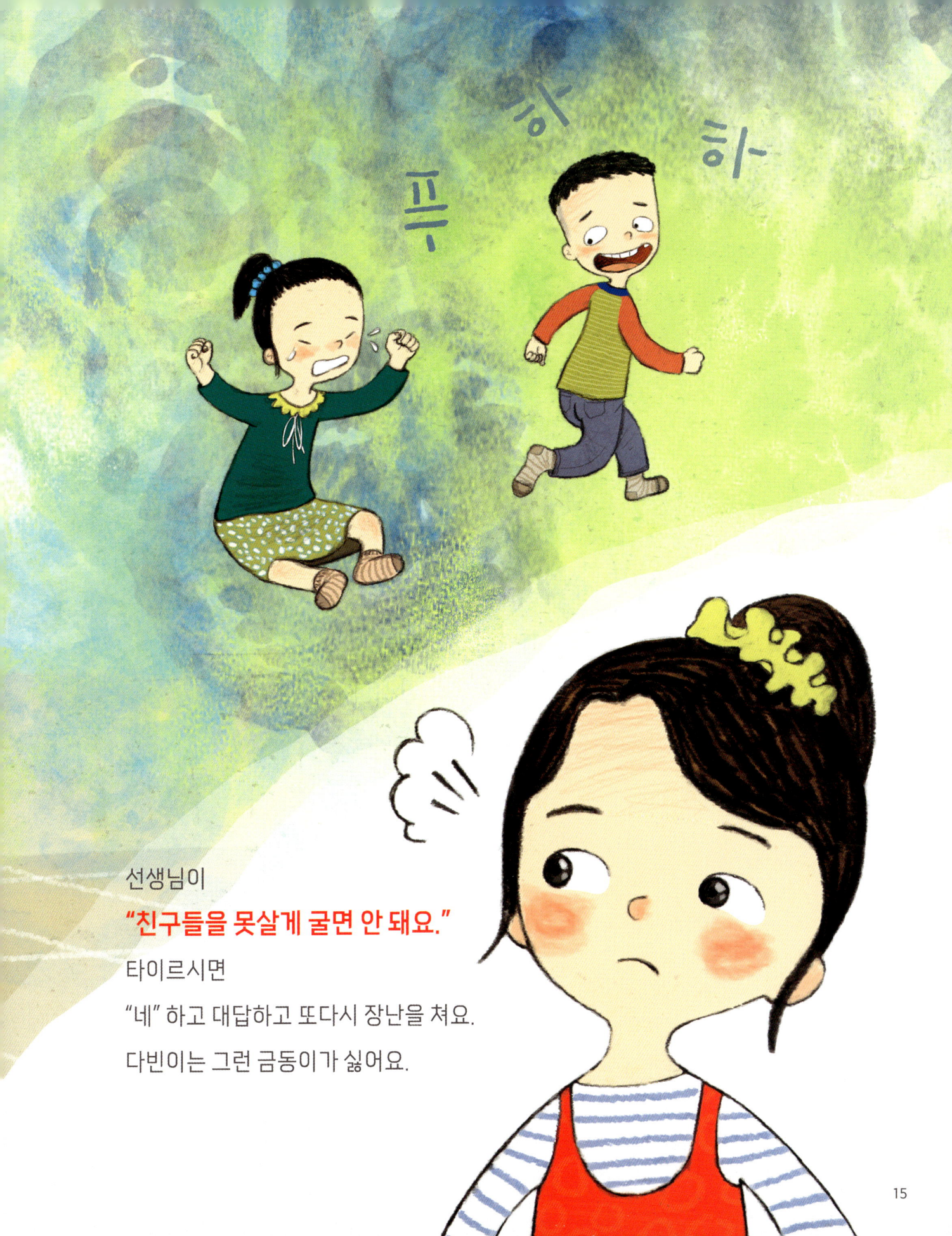

선생님이
"친구들을 못살게 굴면 안 돼요."
타이르시면
"네" 하고 대답하고 또다시 장난을 쳐요.
다빈이는 그런 금동이가 싫어요.

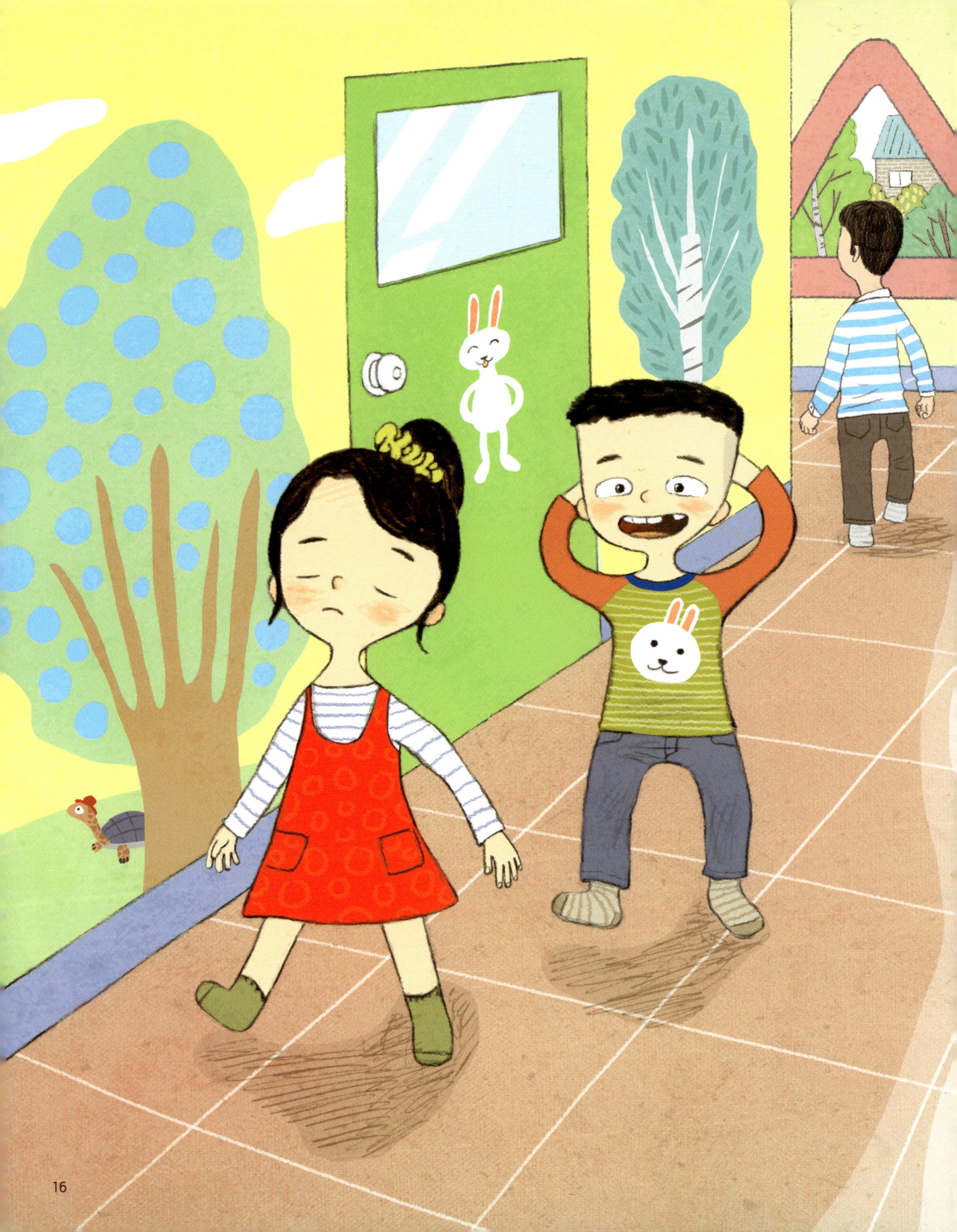

그런데 금동이는 다빈이를 자꾸 따라다녀요.
금동이는 예쁜 다빈이가 좋아요.
다른 친구들에게는 심술을 부리지만
다빈이에게는 친절해요.
다빈이가 자리에 앉아있으면
맛있는 간식도 가져다줘요.

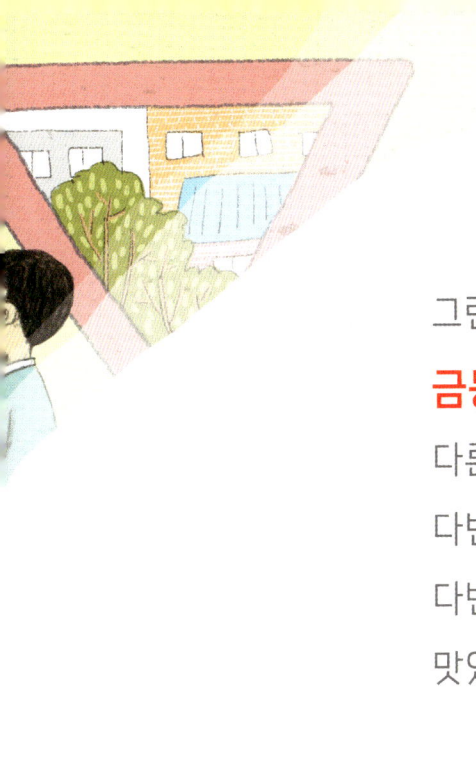

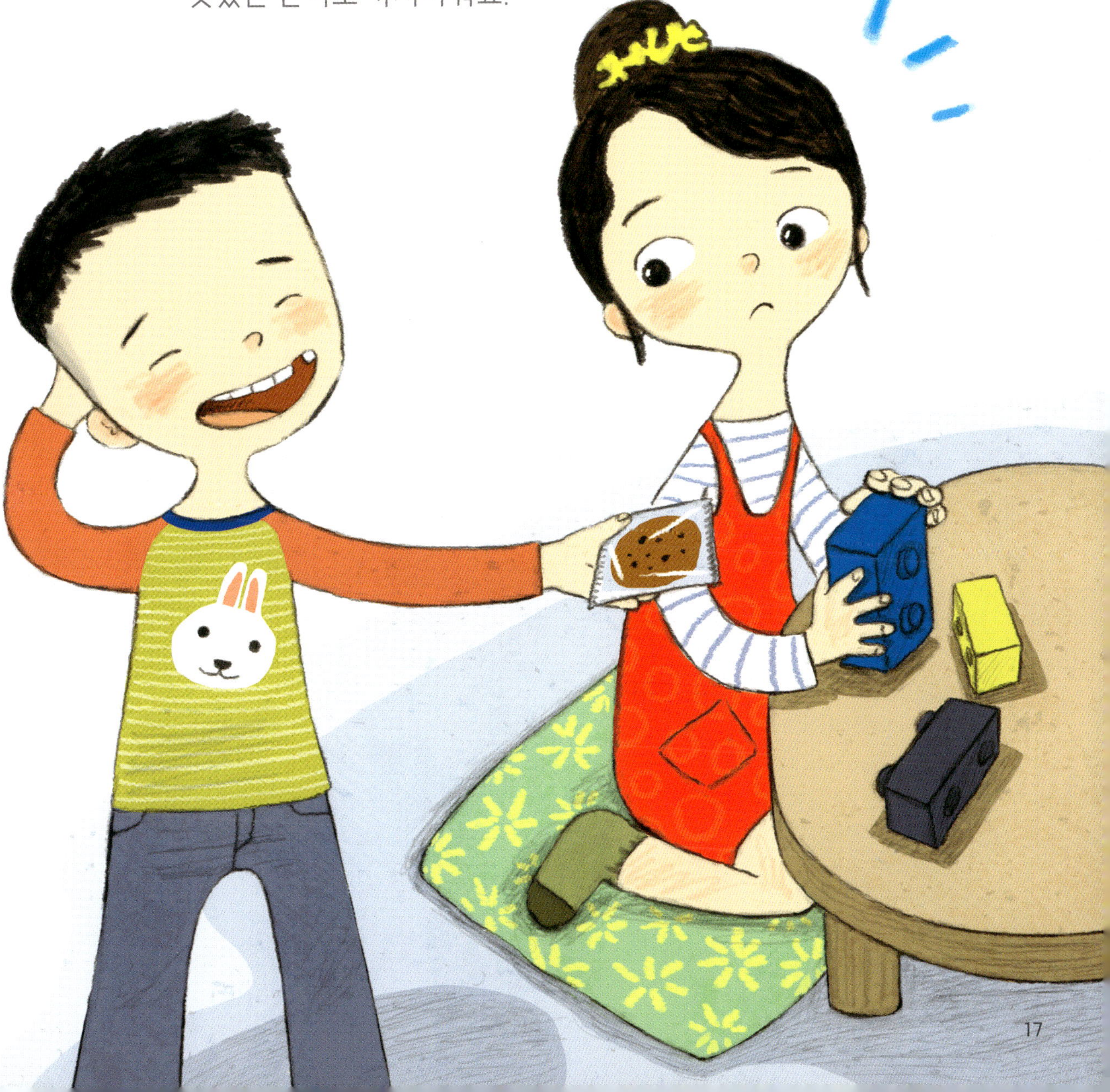

다빈이가 화장실에 가면
금동이가 따라와서 문밖에서 지켜줘요.
그것을 본 친구들이 놀려요.

"금동이랑 다빈이는 좋아한대요."

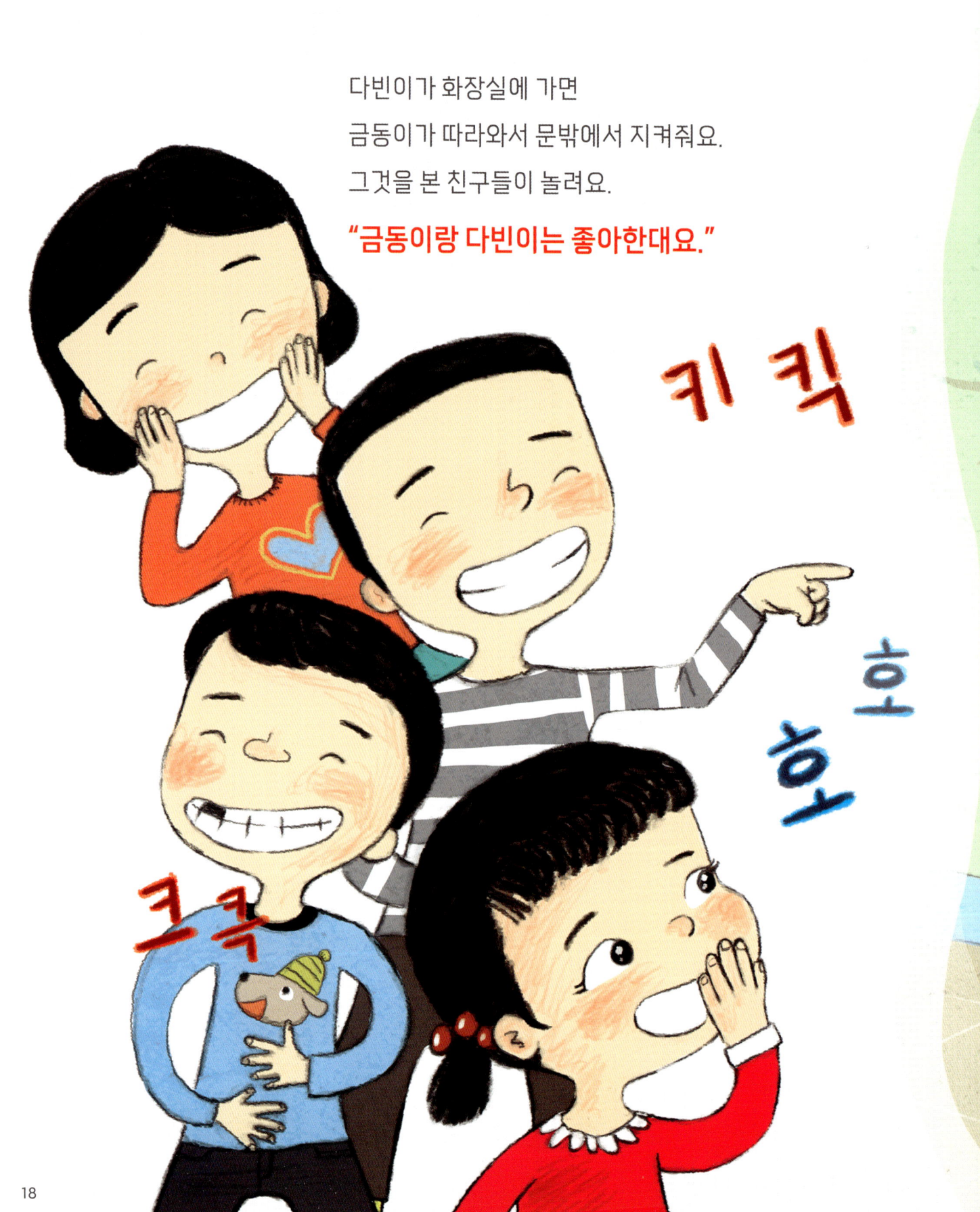

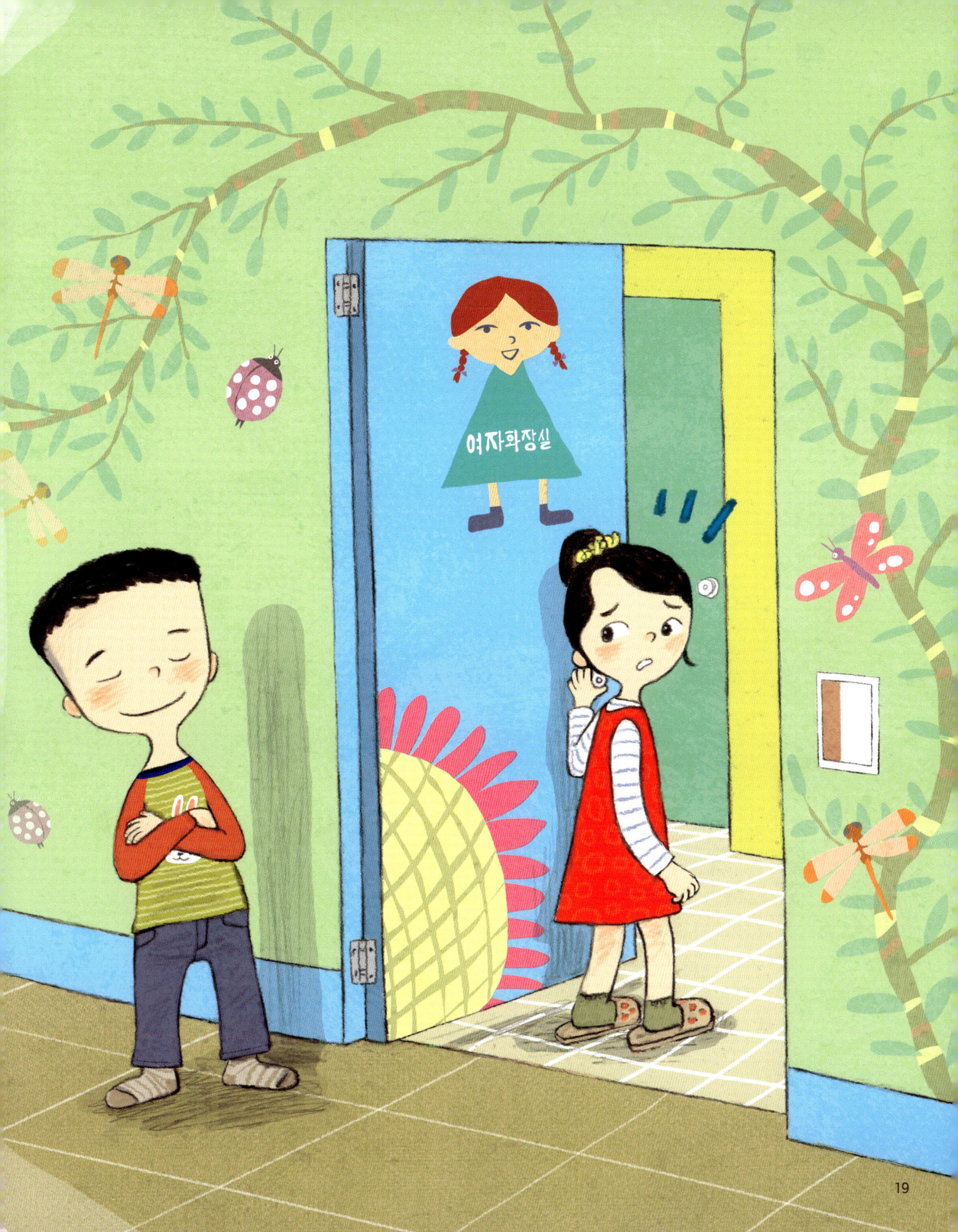

다빈이는 말썽꾸러기 금동이가 가까이 하는 게 창피했어요.
"따라오지 마. 너랑 말하기 싫어."
다빈이가 화를 내며 소리쳐요.

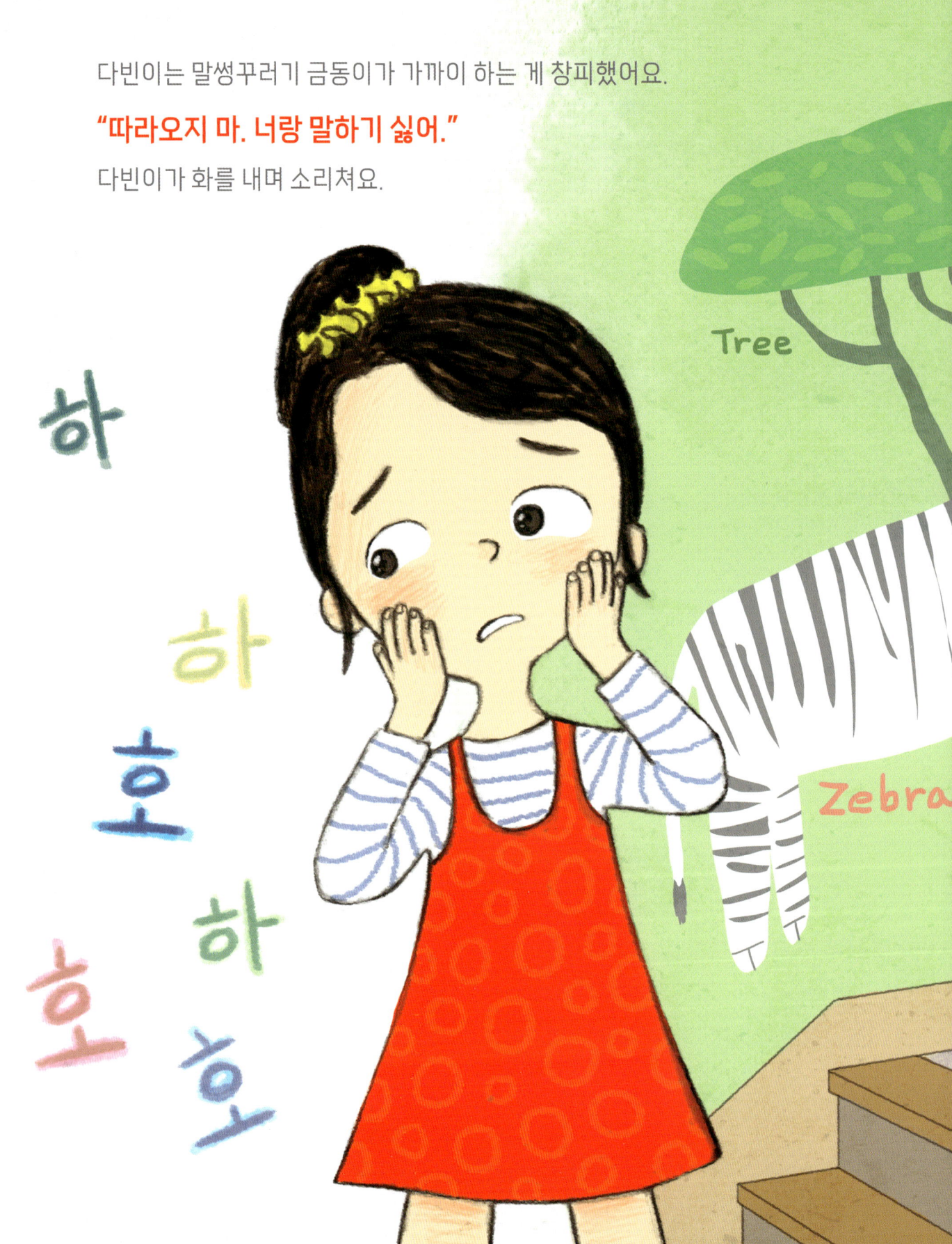

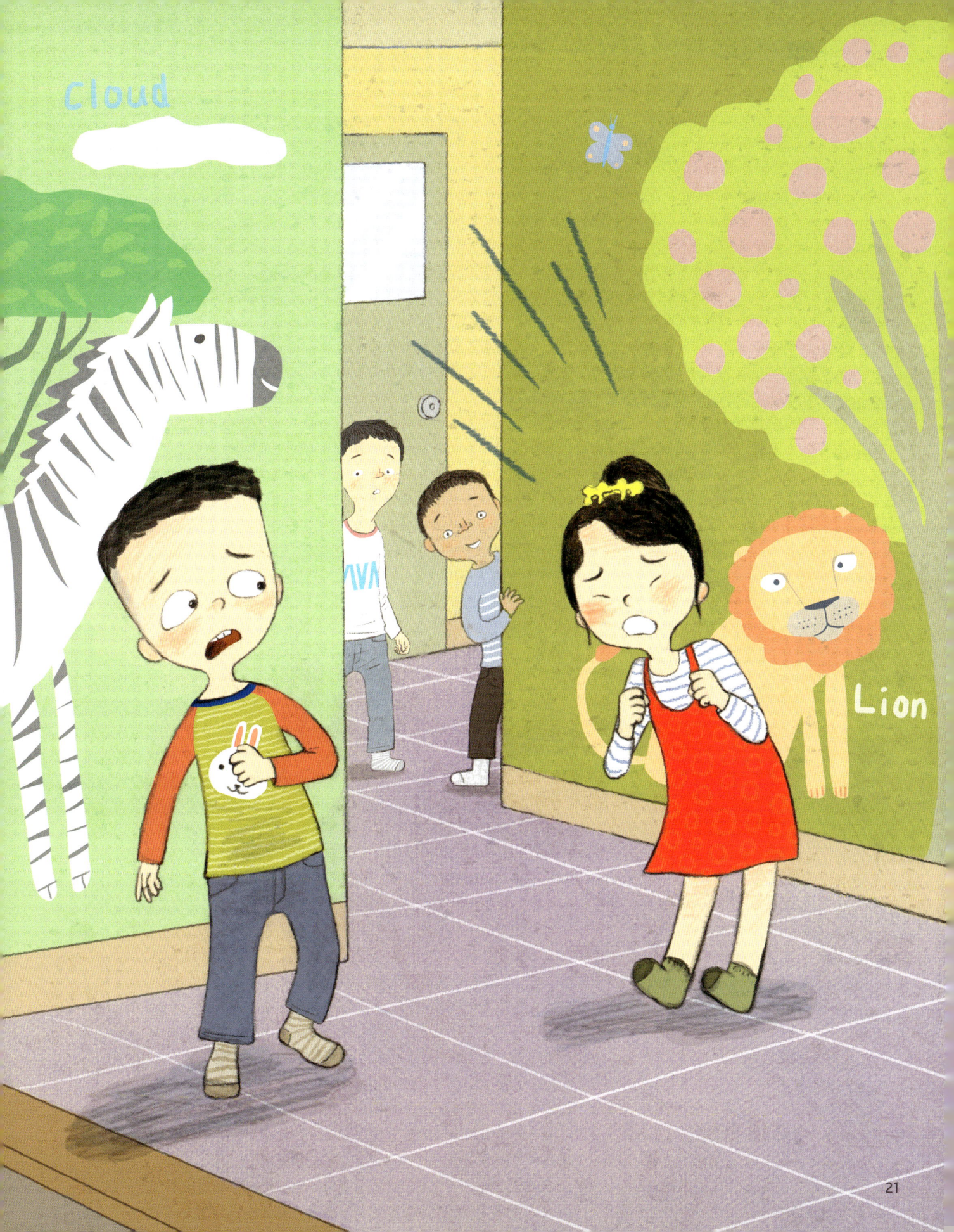

금동이는 다빈이가 싫어하는 게 속상해요.
친구들을 놀리는 것도 재미가 없어졌어요.

**예쁜 다빈이랑 그림도 그리고,
바깥 놀이도 하고, 사이좋게 놀고 싶어요.**

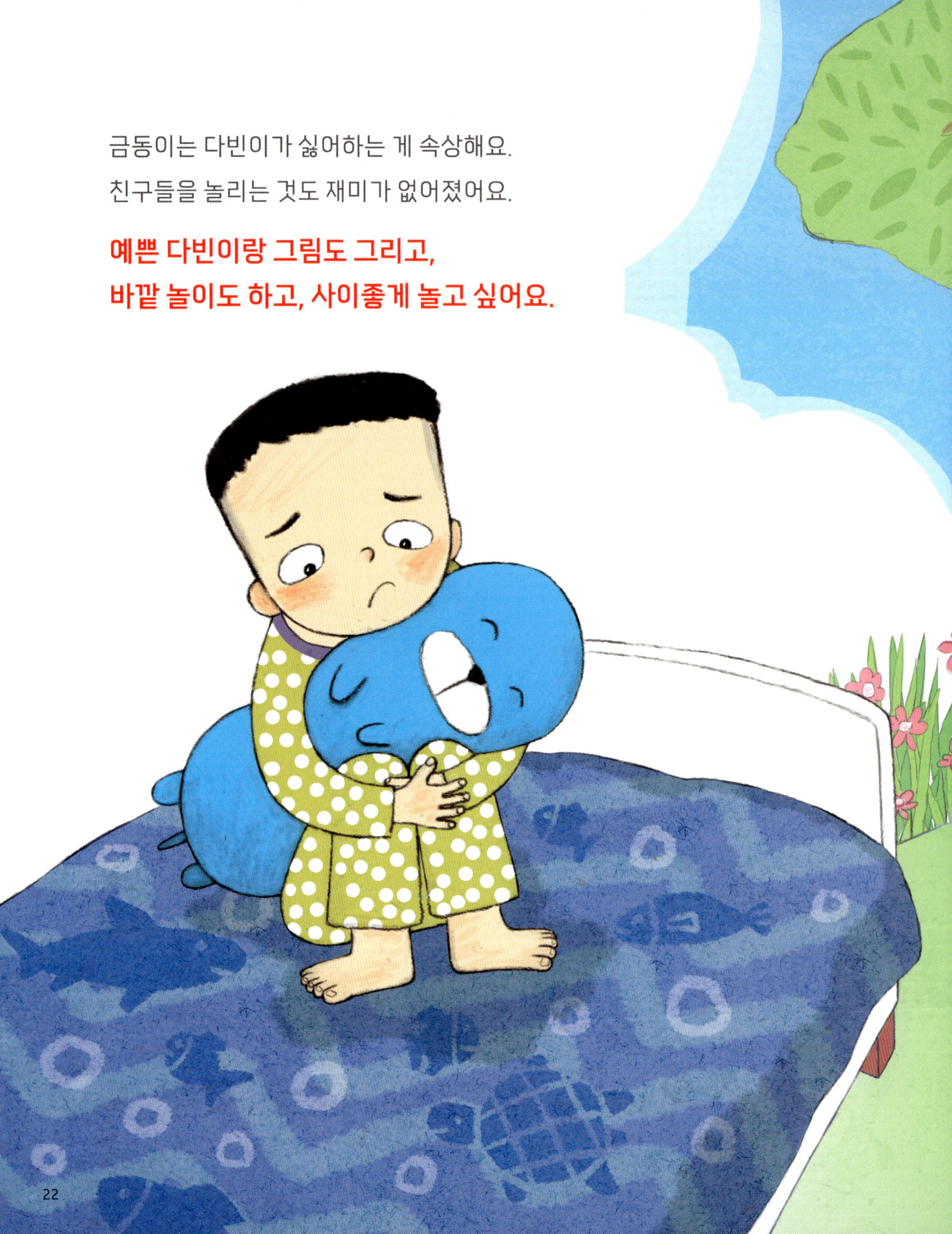

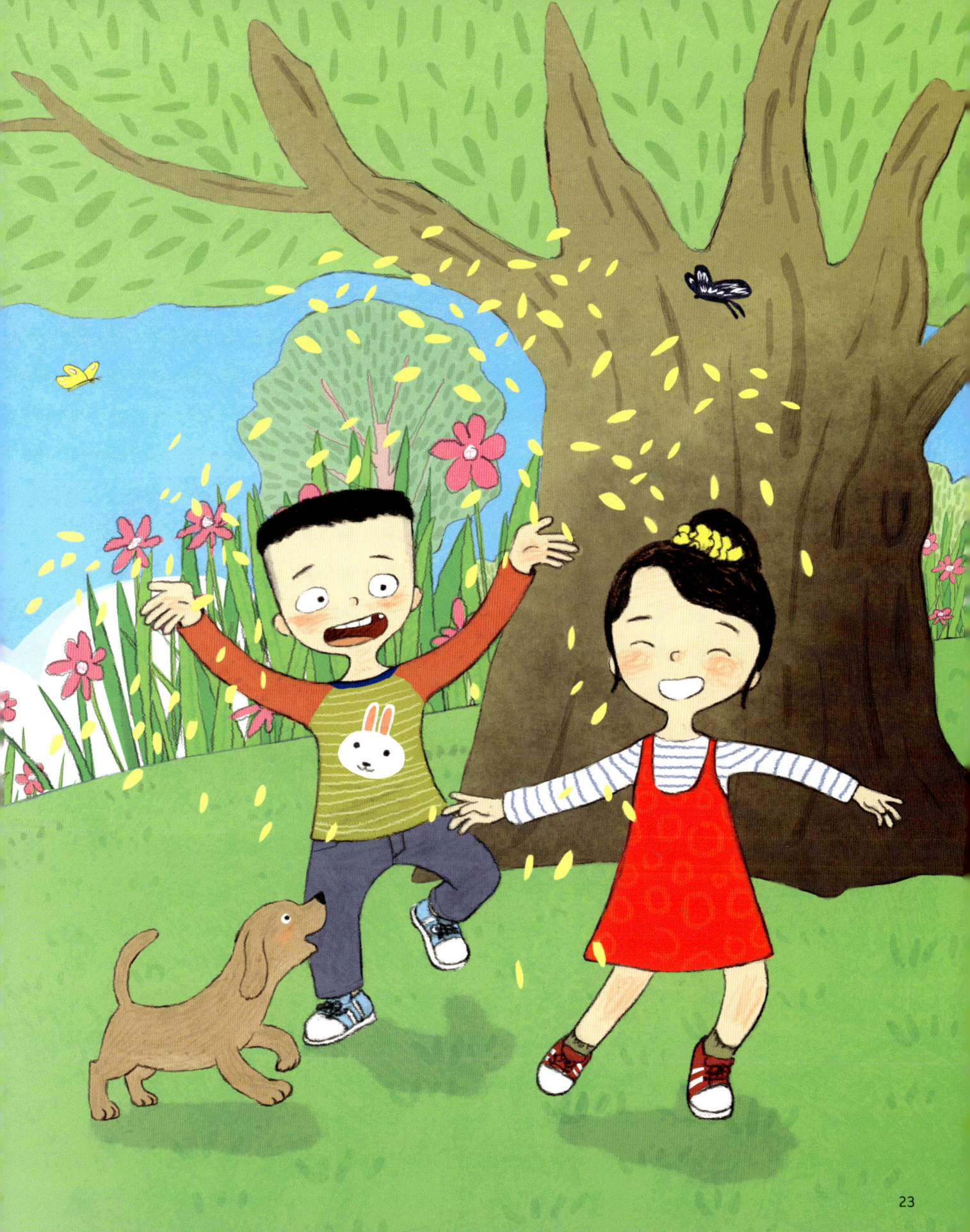

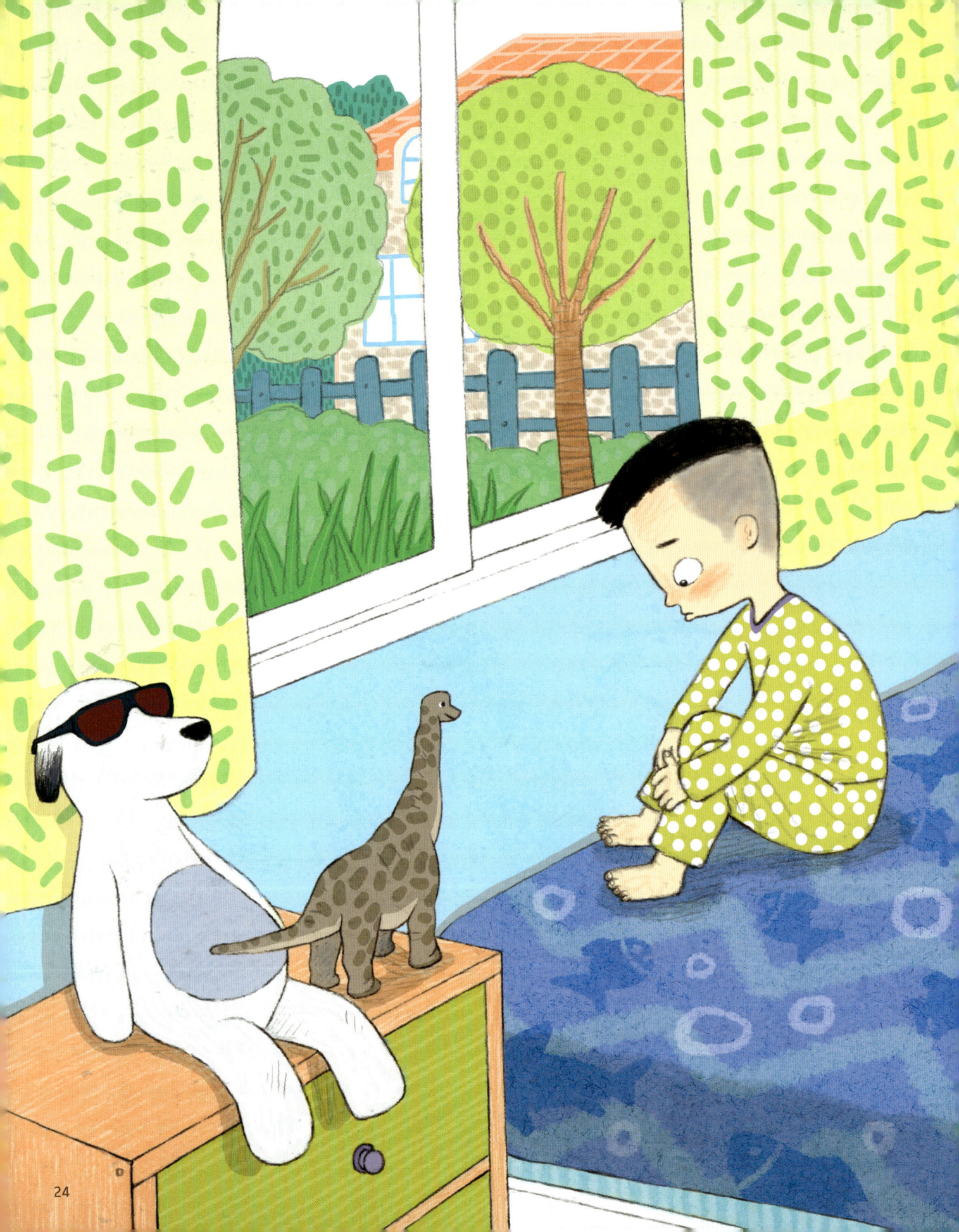

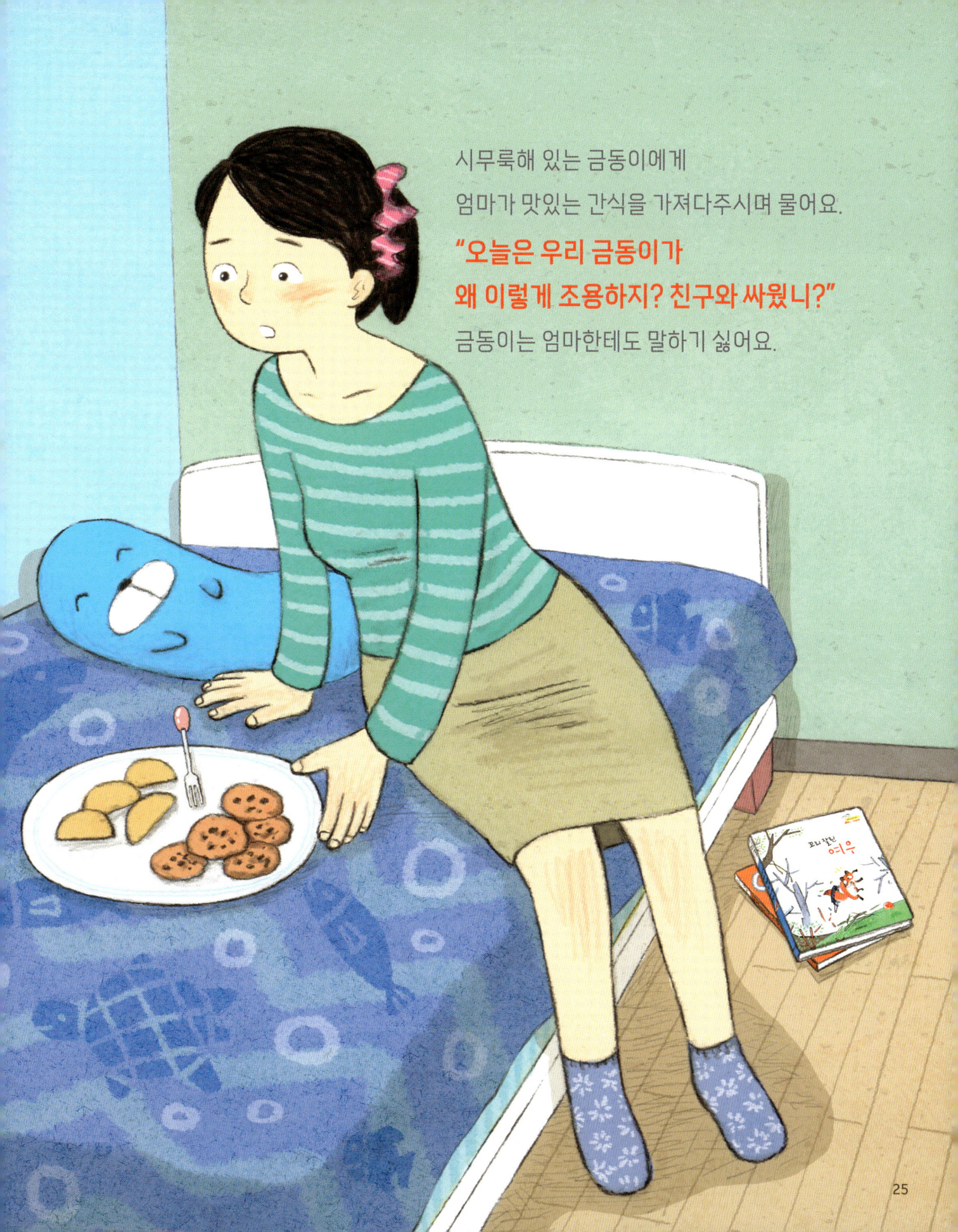

시무룩해 있는 금동이에게
엄마가 맛있는 간식을 가져다주시며 물어요.
"오늘은 우리 금동이가
왜 이렇게 조용하지? 친구와 싸웠니?"
금동이는 엄마한테도 말하기 싫어요.

"금동아! 엄마한테 이야기 해보렴. 엄마가 도와줄게."
"다빈이가 나를 싫어해요. 나는 다빈이랑 놀고 싶은데…"
"다빈이가 왜 금동이를 싫어하는 것 같아?"
"친구들을 놀리고 못살게 굴어서…."
"그랬구나! 엄마한테 좋은 생각이 있어."

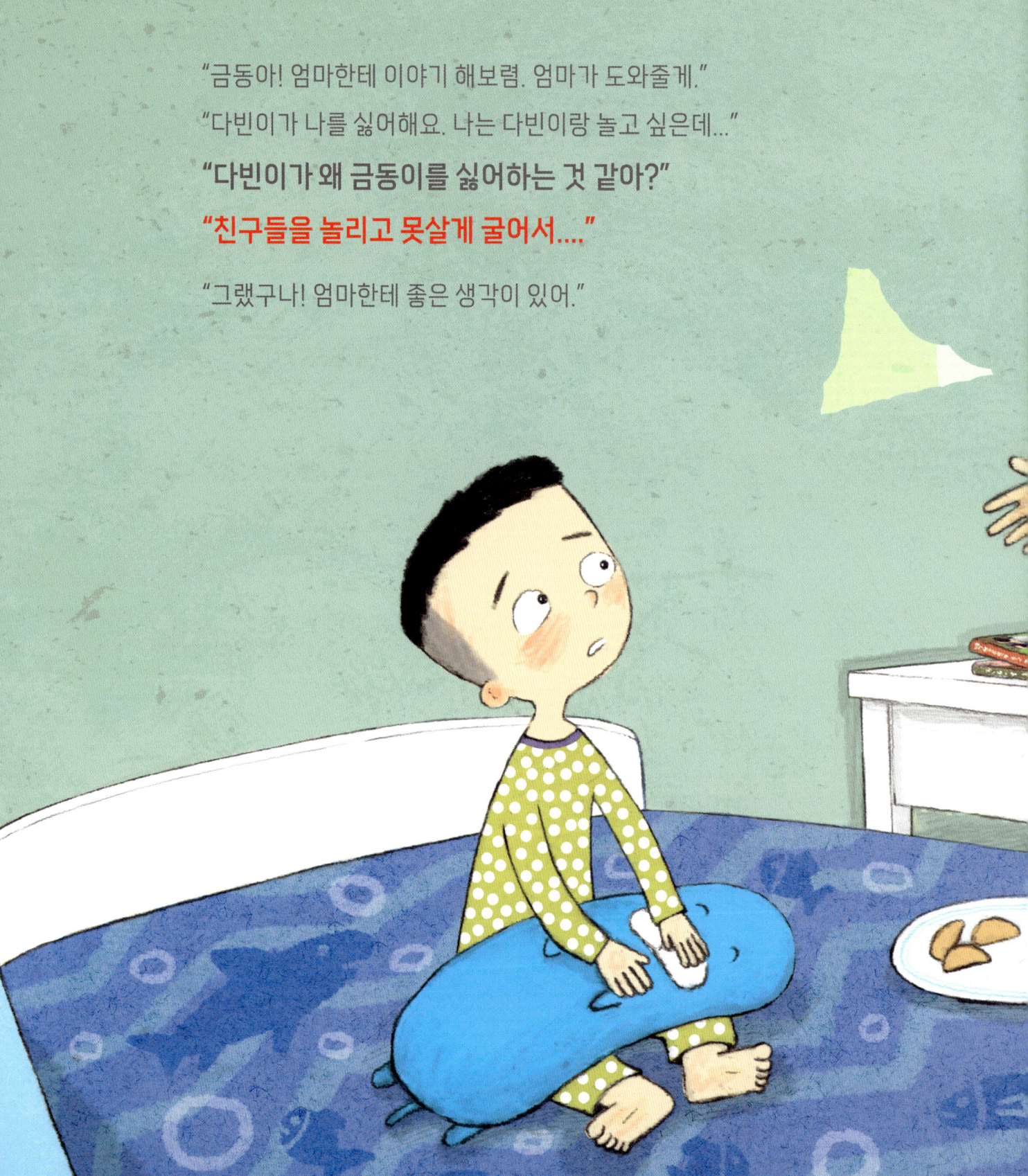

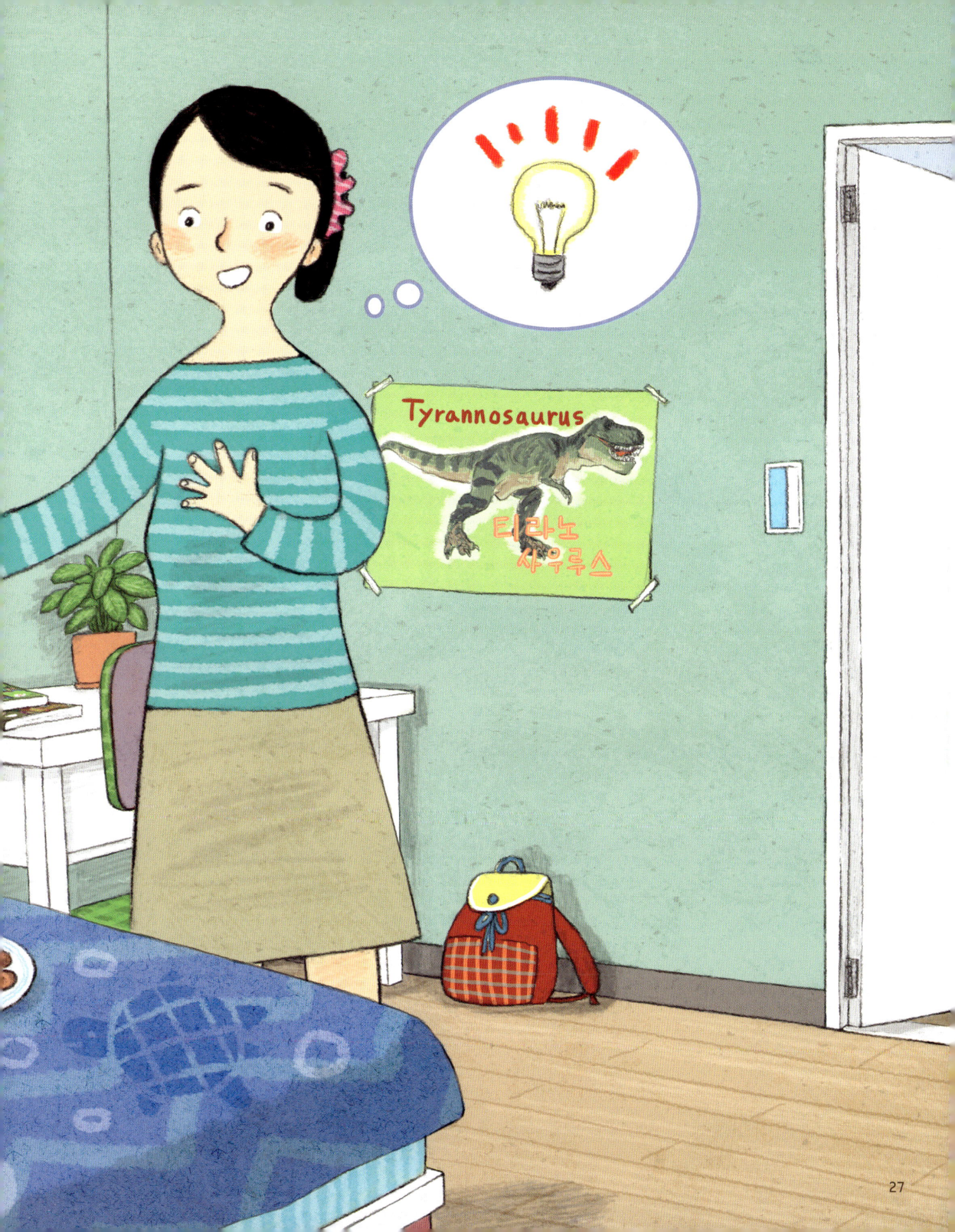

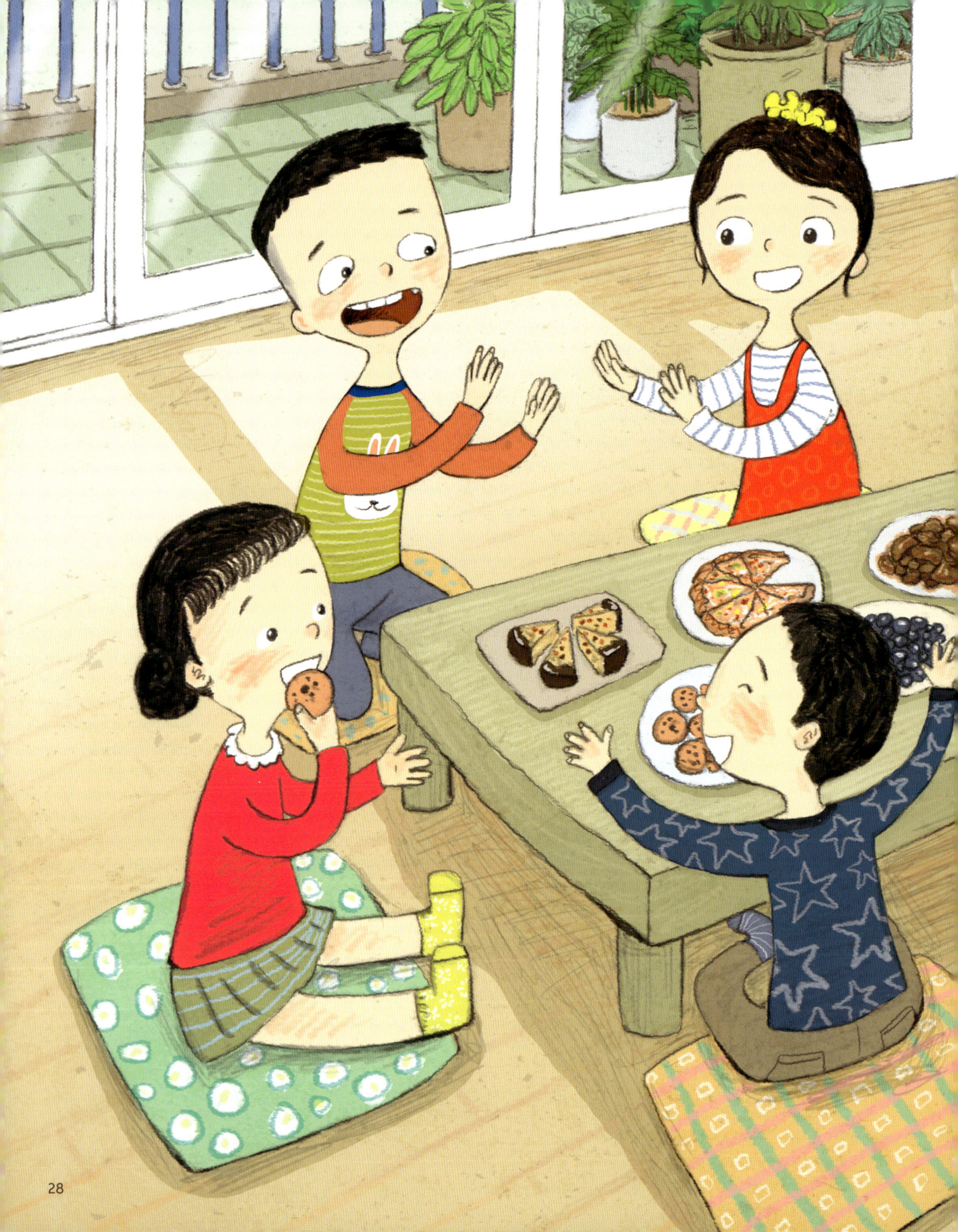

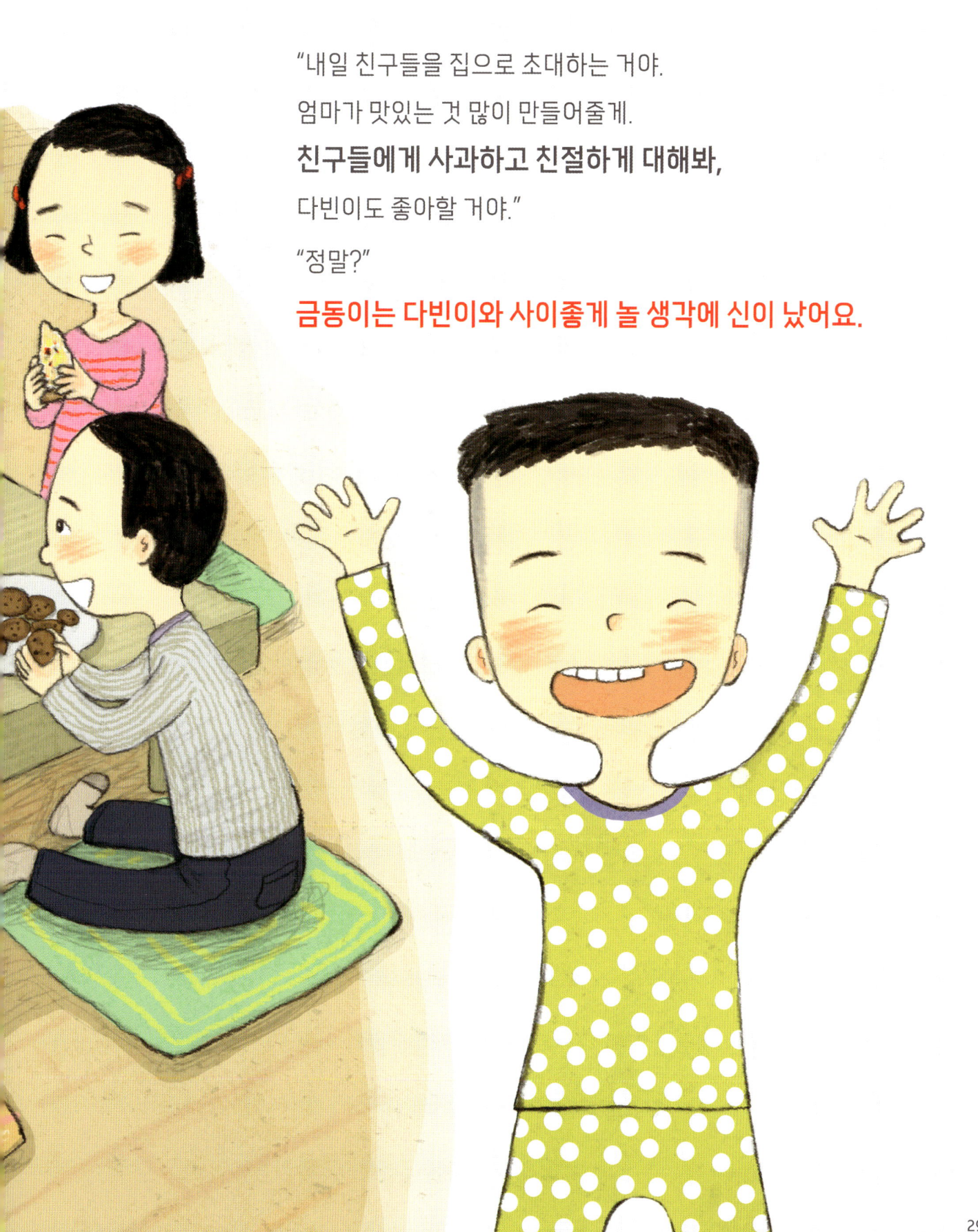

"내일 친구들을 집으로 초대하는 거야.
엄마가 맛있는 것 많이 만들어줄게.
친구들에게 사과하고 친절하게 대해봐,
다빈이도 좋아할 거야."

"정말?"

금동이는 다빈이와 사이좋게 놀 생각에 신이 났어요.

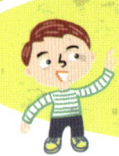 소중한 친구와 사이좋게 지내요.

 사이좋게 지내요.

친구들과 사이좋게 지내요.

친구는 서로 도와줘요.

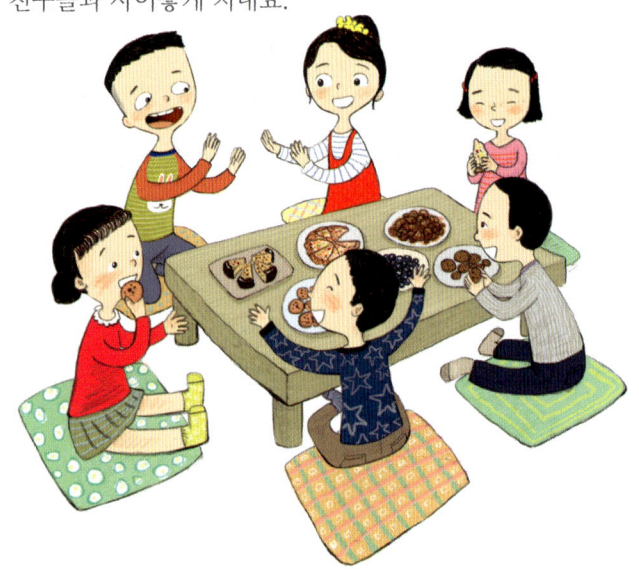
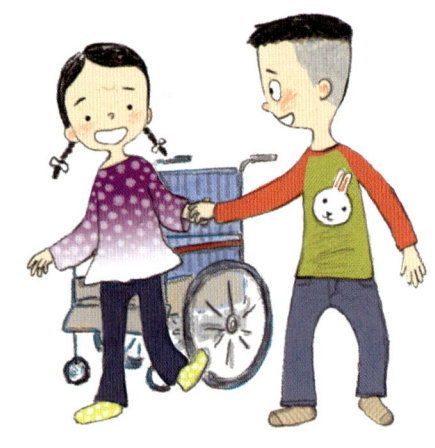

 친구가 싫어해요.

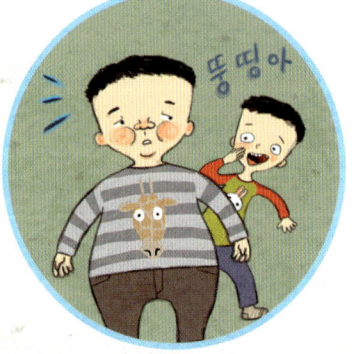
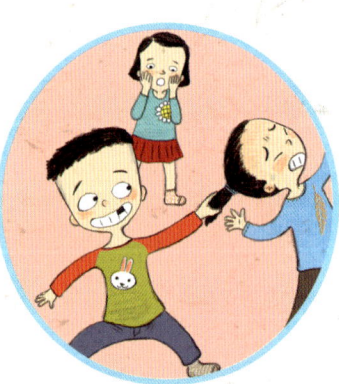
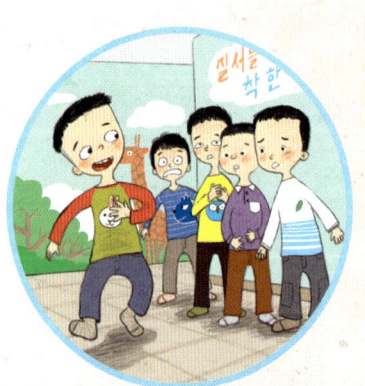

뚱뚱보야! 친구를 놀려요.   친구를 귀찮게 해요.   차례를 지키지 않아요.